**essentials**

*essentials* liefern aktuelles Wissen in konzentrierter Form. Die Essenz dessen, worauf es als „State-of-the-Art" in der gegenwärtigen Fachdiskussion oder in der Praxis ankommt. *essentials* informieren schnell, unkompliziert und verständlich

- als Einführung in ein aktuelles Thema aus Ihrem Fachgebiet
- als Einstieg in ein für Sie noch unbekanntes Themenfeld
- als Einblick, um zum Thema mitreden zu können

Die Bücher in elektronischer und gedruckter Form bringen das Expertenwissen von Springer-Fachautoren kompakt zur Darstellung. Sie sind besonders für die Nutzung als eBook auf Tablet-PCs, eBook-Readern und Smartphones geeignet. *essentials:* Wissensbausteine aus den Wirtschafts-, Sozial- und Geisteswissenschaften, aus Technik und Naturwissenschaften sowie aus Medizin, Psychologie und Gesundheitsberufen. Von renommierten Autoren aller Springer-Verlagsmarken.

Weitere Bände in der Reihe http://www.springer.com/series/13088

Andreas Leschnik

# Aufmerksamkeit

Grundlagen, Clinical Reasoning
und Intervention im Kindes- und
Jugendalter

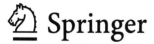 Springer

Andreas Leschnik
Großrosseln, Deutschland

ISSN 2197-6708          ISSN 2197-6716   (electronic)
essentials
ISBN 978-3-658-32164-2         ISBN 978-3-658-32165-9   (eBook)
https://doi.org/10.1007/978-3-658-32165-9

Die Deutsche Nationalbibliothek verzeichnet diese Publikation in der Deutschen Nationalbibliografie; detaillierte bibliografische Daten sind im Internet über http://dnb.d-nb.de abrufbar.

Planung/Lektorat: Eva-Maria Kania
Springer ist ein Imprint der eingetragenen Gesellschaft Springer Fachmedien Wiesbaden GmbH und ist ein Teil von Springer Nature.
Die Anschrift der Gesellschaft ist: Abraham-Lincoln-Str. 46, 65189 Wiesbaden, Germany

# Was Sie in diesem *essential* finden können

- Grundlagen zum Thema Aufmerksamkeit
- Hypothetisch-deduktives Clinical Reasoning für Kinder und Jugendliche mit Störungen der Aufmerksamkeit
- Interventionsmöglichkeiten für Kinder- und Jugendliche mit Störungen der Aufmerksamkeit

# Inhaltsverzeichnis

# Einleitung 1

Aufmerksamkeitsstörungen oder das „Trendwort" AD(H)S ist verschiedenen Modellen und Theorien unterworfen. Es gibt die medizinischen, die psychiatrischen, die pädagogischen, die psychologischen, die neuropsychologischen, neurophysiologischen und biologischen Sichtweisen über das Thema Aufmerksamkeit und jede Berufsgruppe hat dazu eine Theorie, ein Modell, ein Testverfahren und ein Trainingsprogramm. Das macht es nicht einfach eine therapeutische Diagnose zu stellen und auch nicht einfacher, dafür eine Intervention zu finden. Dieses essential legt seinen Schwerpunkt auf die Aufmerksamkeit, seine Entwicklung, seine Abweichungen, die Diagnostik und Interventionsmöglichkeiten. Die Hyperaktivität und die Impulsivität werden in diesem Essential nur am Rande mitbetrachtet.

© Der/die Autor(en), exklusiv lizenziert durch Springer
Fachmedien Wiesbaden GmbH, ein Teil von Springer Nature 2020
A. Leschnik, *Aufmerksamkeit,* essentials,
https://doi.org/10.1007/978-3-658-32165-9_1

# Aktueller Wissensstand

**2**

Heubrock und Petermann (Aufmerksamkeitsdiagnostik 2001), sowie Sturm (Aufmerksamkeitsstörungen 2005) haben in Ihren Büchern am Anfang ihres ersten Kapitels folgende Definition von James zitiert:„…Jeder weiß, was Aufmerksamkeit ist. Es ist die klare und lebhafte Inbesitznahme des Verstandes von einem Objekt oder Gedanken aus einer Menge anderer gleichzeitig möglicher Objekte oder Gedanken. Ausrichtung und Konzentration des Bewusstseins sind ihr Wesen. Es beinhaltet die Abwendung von einer Sache, um sich effektiv mit einer anderen auseinanderzusetzen (W. James 1890)…"

Heubrock und Petermann (2001) interpretieren diese Definition von James wie folgt:

- Die „…klare und lebhafte Inbesitznahme des Verstandes…" beinhaltet sowohl eine kognitive Aktivität als auch eine bewusste Willensanstrengung des aufmerksamen Organismus
- Die Erwähnung von „…Objekten und Gedanken…" zeigt an, dass entweder äußere oder innere Reize verarbeitet werden sollen
- Der Hinweis auf mehrere mögliche „…Objekte oder Gedanken, denen man sich zu- oder von denen man sich abwenden kann…, erfasst eine Art „Filter"-Funktion, deren Zielgerichtetheit ebenfalls angedeutet wird

Sturm ist der Meinung, dass der Selektivitätsaspekt von Aufmerksamkeit betont wird.

Wenn man sich diese Definition anschaut; die mittlerweile 130 Jahre alt ist; dann könnte man diese Definition auch in Richtung aktueller Erkenntnisse über Aufmerksamkeit interpretieren. Die „…klare und lebhafte Inbesitznahme des Verstandes…", könnte ein Hinweis darauf sein, dass die Aufmerksamkeit eine kognitive Stützfunktion ist. Wenn James von „…Objekten und Gedanken…" spricht, könnte er vom Top-Down-Prozess sprechen. Der Hinweis auf mehrere mögliche „…Objekte oder Gedanken, denen man sich zu- oder von denen man sich abwenden kann…", könnte die einzelnen Komponenten der Aufmerksamkeit, wie die selektive Aufmerksamkeit, die geteilte Aufmerksamkeit oder den Wechsel von Aufmerksamkeiten meinen.

Diese Definition von James finden wir auch mittlerweile auf Wikipedia. Die Frage, die sich hier aber stellt, ist, was nutzt uns eine Interpretation einer Definition die 130 Jahre alt ist? Wo sich doch das medizinische Wissen, alle 2 Jahre verdoppelt. Macht es Sinn auf Literatur zurückzugreifen, die älter ist als 10 Jahre? Gerade dann, wenn es sich um neuropsychologische und neurophysiologische Prozesse handelt.

Der nächste Punkt ist, dass die Aufmerksamkeitsstörung oder das „Trendwort" ADHS verschiedenen Modellen und Theorien unterworfen ist. Es gibt die medizinische, die psychiatrische, die pädagogische, die psychologische, die neuropsychologische, neurophysiologischen und biologischen Sichtweisen über das Thema Aufmerksamkeit und jede Berufsgruppe hat dazu eine Theorie, ein Modell, ein Testverfahren und ein Trainingsprogramm. Das macht es nicht einfacher, eine therapeutische Diagnose zu stellen und auch nicht einfacher, dafür eine Intervention zu finden.

Das führt zum nächsten Problem. Auf der Homepage des Bundesministeriums für Gesundheit wird von ADHS (Aufmerksamkeitsdefizit-Hyperaktivitätsstörung) als psychische Auffälligkeit gesprochen. Dort wird angenommen, dass 2 bis 6 % aller Kinder und Jugendlichen unter:"…krankhaften Störungen der Aufmerksamkeit und an motorischer Unruhe leiden…."

Des Weiteren beschreibt das Gesundheitsministerium wie folgt:
Charakteristisch für ADHS sind folgende Hauptsymptome:

- Hyperaktivität (übersteigerter Bewegungsdrang)
- Unaufmerksamkeit (gestörte Konzentration)
- Impulsivität (unüberlegtes Handeln)

Versuchen wir diese Daten mal mehr ins Licht zu rücken. Die Diagnose ADHS hat Ihren Ursprung aus der Diagnose F90.0 (einfache Aktivitäts- und Aufmerksamkeitsstörung) aus der ICD-10. Diese Diagnose beinhaltet folgende Begriffe: Aufmerksamkeitsdefizit bei

- Störung mit Hyperaktivität
- Hyperaktivitätsstörung
- Hyperaktivem Syndrom

Erstens: Die Impulsivität hat keine eigene Schlüsselnummer in der ICD-10. Dabei dient Impulsivität als der Motor für Verhaltenshemmung und Verhaltensantrieb. Impulsivität sagt aus, ob wir mehr ein gehemmter oder mehr ein enthemmter Charakter sind. Es gab und es wird immer Menschen geben die eher schüchtern und zurückhaltend oder temperamentvoll und kontaktfreudig sind. Impulskontrolle ist die Hemmung von heftigen und plötzlichen Handlungsantrieben. Wie zum Beispiel, wenn zwei vierjährige Kinder im Sandkasten sitzen und eines nimmt dem anderen sein Förmchen weg und das andere Kind antwortet darauf mit einer Ladung Sand ins Gesicht. Das nennt man einen Impulskontrollverlust. Bei vierjährigen Kindern ist dieses Verhalten normal, bei einem Zwölfjährigen nicht mehr. Der zweite Punkt ist, dass man die Hyperaktivität nicht separat in der ICD-10 verschlüsseln kann. In der ICD-10 kann man nur die Mischtypen F90.0 (Aufmerksamkeit und Hyperaktivität) oder die Aufmerksamkeitsstörung ohne Hyperaktivität (F98.80) verschlüsseln.

Jacobs und Petermann (2017) nehmen das SORCK-Modell (Stimulus-Organismus-Reaktion-Kontingenz-Konsequenz-Model) und gehen davon aus, dass eine fronto-striato-pallido-thalamische Dysfunktion zu einer Inhibitionsstörung führt und diese verursacht dann:

- Aufmerksamkeitsdefizite
- Hyperaktivität
- Impulsivität

Auf die kortikalen und subkortikalen Strukturen und deren Aufgaben zur Aufmerksamkeitsverarbeitung wird in Abschn. 2.1 und 2.2 näher eingegangen. Die Frage, die sich einem hier aber stellt ist, warum wird dann in der ICD-10 die Inhibition nicht mit aufgenommen? Wo doch die ICD-10 die Ursache einer Krankheit verschlüsseln soll?

Des Weiteren spricht das Bundesministerium für Gesundheit von 3 Hauptsymptomen. Wenn man es medizinisch betrachtet, sind es aber s.g. Syndrome, sprich eine Kombination von verschiedenen Krankheitszeichen (Symptome) die typischerweise gleichzeitig und gemeinsam auftreten (DIMDI 2020).

Der nächste Punkt ist, dass das Bundesministerium für Gesundheit ADHS als psychische Auffälligkeit beschreibt. Das wäre richtig, wenn die Ursache in der Psyche liegen würde. Allerdings weiß man heute, dass die Ursachen in folgenden Bereichen liegen:

- Struktur- und Funktionsveränderungen bestimmter Gehirnregionen
- Störungen im Neurotransmitter-Bereich
- Genetischer Faktor
- Umwelteinflüsse

Damit wäre die psychische Komponente völlig ausgeschlossen. Natürlich denken, fühlen und handeln Kinder und Jugendliche anders, die an einer Hyperaktivität, Impulsivität und/oder an einer Störung der Aufmerksamkeit leiden. Allerdings ist die Ursache nicht in einer Erkrankung der Psyche verankert. Wenn die Ursache der Hyperaktivität, der Impulsivität und/oder der gestörten Aufmerksamkeit in der Psyche liegt, dann handelt es sich nicht um ein s.g. ADHS.

Da es nun keine einheitlichen Definitionen, Theorien und Modelle über die normale Entwicklung von Aufmerksamkeit, Aktivität und Impuls gibt, kann es auch keinen einheitlichen Konsens darüber geben, was eigentlich eine Aufmerksamkeitsstörung, eine Hyperaktivität und impulsives Verhalten ist. Das führt dann dazu, dass der Bundesausschuss des Bundesministeriums für Gesundheit am 16.09.2010 beschlossen hat, dass bei Hyperkinetischer Störung bzw. Aufmerksamkeitsdefizit/Hyperaktivitätsstörung, im Rahmen einer therapeutischen Gesamtstrategie, wenn sich andere Maßnahmen als unzureichend erwiesen haben, bei Kindern (ab sechs Jahren) und Jugendlichen mit Stimulantien wie z. B. Psychoanaleptika, Psychoenergetika und/oder coffeinhaltigen Mitteln sublementiert werden darf, vereinzelt auch von Hausärzten.

## 2.1  Aufmerksamkeit

Aufmerksamkeit ist die Hinwendung auf einen oder mehrere äußere und/oder innere Reize. Die Aufmerksamkeit lenkt die Wahrnehmung (z. B. auditiv und/oder visuell) auf bestimmte Umweltreize, die dadurch erkannt, beurteilt und bearbeitet werden können. Aufmerksamkeit erregen im täglichen Leben nur Reize, die für den jeweiligen Menschen Relevanz haben. Dadurch wird das Gehirn vor einer Überlastung durch Reizüberflutung geschützt. Täglich muss das Gehirn eine Vielzahl äußerer und innerer Reize verarbeiten. Würde der Mensch versuchen, alle gleichzeitig wahrzunehmen, wären keine sinnvollen und geordneten Reaktionen und Handlungen mehr möglich.

Die Aufmerksamkeit ist nach Sturm und Zimmermann (2019) in zwei Dimensionen aufgeteilt:

- Intensität
- Selektivität

Maßgebend für die zwei Dimensionen ist die Einteilung der Gehirnregionen. Die Intensität ist den subkortikalen, die Selektivität den kortikalen Strukturen unterworfen. Das hat die Auswirkung, dass sich Komponenten aus der Dimension

Intensität eher erregend und aus der Dimension Selektivität eher hemmend auf Reaktionen und Handlungen auswirken. Die Dimensionen Intensität und Selektivität unterteilen sich noch einmal in s.g. Aufmerksamkeitskomponenten, wie in Tab. 2.1 dargestellt ist.

**Tab. 2.1** Taxonomie von Aufmerksamkeitskomponenten. (Eigene Darstellung in Anlehnung nach Sturm und Zimmermann 2019)

| Dimension | Aufmerksamkeits-komponente | Neuronales Netzwerk | Untersuchungsprinzip |
|---|---|---|---|
| Intensität | Aufmerksamkeits-aktivierung (Alterness) | Formatio reticularis, v. a. noradrenerge Kerngebiete, präfrontaler und parietaler Kortex der rechten Hemisphäre | Einfache visuelle oder auditive Reaktionsaufgaben mit und ohne Warnreiz |
| | Daueraufmerksamkeit | Thalamuskerne, Cyrus cinguli | Langandauernde einfache Signalentdeckungsaufgaben, hohe Anzahl kritischer Reize |
| | Vigilanz | Thalamuskerne | Langandauernde monotone Signalentdeckungsaufgaben, geringe Anzahl kritischer Reize |
| Selektivität | Selektive oder fokussierte Aufmerksamkeit | Frontaler Kortex der linken Hemisphäre, fronto-thalamische Verbindungen zum Nucleus reticularis (Thalamus unspezifischer Kern) | Wahlreaktionsaufgaben, Aufgaben mit ablenkbaren Störreizen |
| | Wechsel des Aufmerksamkeitsfokus (Flexibilität) | Parietaler Kortex, Colliculi superiores, Teile des Thalamus | Aufgaben mit Anforderungen an den Wechsel des räumlichen Aufmerksamkeitsfokus |
| | Geteilte Aufmerksamkeit | Bilateraler frontaler Kortex, vorderes Gyrus cinguli | „Dual-Task"-Aufgaben, Aufgaben zur kognitiven Flexibilität |

**Aufmerksamkeitsaktivierung (Alertness)**
Hierunter ist die allgemeine Reaktionsbereitschaft oder kurzfristige Aktivierung der Aufmerksamkeit verstanden, die sich wiederum in zwei Bedingungen erfassen lässt:

- Das phasische Alertness beschreibt die Fähigkeit, auf einen vorherigen Warnreiz hin die Aufmerksamkeit zu steigern (z. B. gelbe Ampel kurz vor dem Umschalten auf grün).
- Das tonische Alertness, unter der die Fähigkeit zur schnellen Aufmerksamkeitsaktivierung ohne vorherigen Warnreiz (z. B. Bremsen beim Autofahren, wenn ein Tier auf die Straße springt) verstanden wird.

**Daueraufmerksamkeit (Vigilanz)**
Das zentrale Merkmal der Vigilanz besteht in der Fähigkeit, einen gleichmäßig hohen Aktivierungsgrad über einen längeren Zeitraum hinweg beizubehalten. Diese Leistung kann recht einfache Überwachungsaufgaben ohne weitere kognitive Anforderungen beinhalten oder auch schwierigere Aufgaben, die zusätzlich kognitive Leistungen abverlangen (Bsp: Fließbandarbeiter = Vigilanz oder Lotse im Tower = Daueraufmerksamkeit). Daher lässt sich die Vigilanz in:

- Einfache Vigilanz und
- Vigilanz mit zusätzlichen kognitiven Anforderungen aufteilen.

**Selektive oder Fokussierte Aufmerksamkeit**
Hierunter wird die Fähigkeit verstanden, schnell und zuverlässig auf relevante Reize zu reagieren und sich dabei nicht durch irrelevante Informationen oder durch Störreize ablenken zu lassen.

**Wechsel der Aufmerksamkeit (Flexibilität)**
Dies ist die Fähigkeit den Aufmerksamkeitsfokus neu auszurichten, um uns an eine neue Gegebenheit anzupassen.

**Geteilte Aufmerksamkeit**
Sie beschreibt unser Vermögen, zwei oder auch mehrere Aufgaben gleichzeitig zu bewältigen, also die Aufmerksamkeit als Ganzes zwischen zwei oder mehr Anforderungen aufzuteilen (Bsp: Autofahren und Unterhaltung mit Beifahrer).

## 2.2 Neurophysiologie

Wie in Tab. 2.1 kurz dargestellt wurde, sind verschiedene Gehirnstrukturen für die Aufmerksamkeitskomponenten zuständig. Da eine der Ursachen einer gestörten Aufmerksamkeit in einer Struktur- und Funktionsveränderungen bestimmter Gehirnregionen liegen könnte, schauen wir uns die einzelnen Strukturen an, wo welche Komponente von Aufmerksamkeit stattfindet.

**Formatio reticularis**
Die Formatio Reticularis erhält Signale aus dem somato- und viszerosensiblen, optischen und olfaktorischen System. Sie bleibt von taktilen und proprioceptiven Reizen unberührt. Die formatio Reticularis leitet sensible Reize weiter zu den Thalamuskernen, dadurch entsteht eine Vigilanzsteigerung (Wachsamkeits-steigerung). Die Formatio Reticularis filtert alle sensorischen Reize selektiv. Die Formatio Reticularis teilt sich wie in Tab. 2.2 in 4 Regionen auf.

**Thalamuskerne**
Die Thalamuskerne sind die zentrale subkortikale Sammel- und Umschaltstelle für alle der Großhirnrinde zufließenden sensorischen Erregungen aus Um- und Innenwelt. Ein wichtiges Koordinationszentrum, in dem die exterozeptiven Berührungs-, Schmerz- und Temperaturempfindungen eine somatotopische Gliederung in spezifischen Kernen aufweisen.
  Die proprioceptiven Geschmacks-, Eingeweide- und Gleichgewichts-empfindungen werden in den nichtspezifischen Thalamuskernen mit-einander verknüpft und können so affektbetont erscheinen (Lust und Unlust).

**Tab. 2.2** Erregende und hemmende Gebiete der Formatio Reticularis

| Untere Region | • Vegetative Aufgaben<br>• Anregung durch Adrenalin |
|---|---|
| Mittlere Region | • Erregend und hemmend an Gammamotoneurone (innervieren intrafusale Muskelfasern = Dehnungsrezeptoren sprich Kraftsinn)<br>• Beeinflusst Tonus |
| Höhere Region | • Aufmerksamkeit, Weckfunktion, Geruch, Gehör<br>• Adrenalin empfindlich, durch erneute Ausschüttung findet eine Über-regung statt es kommt zu Kampf- und Fluchtreaktionen |
| Höchste Region | • Zu viele Reize werden gehemmt<br>• Die Aufmerksamkeit wird erstmalig fokussiert<br>• Nicht Adrenalin empfindlich |

In Verbindung mit dem limbischen System ist der Thalamus außerdem am Zustandekommen von Ausdrucksbewegungen oder Psychoreflexen beteiligt, die als motorische Reaktionen (Abwehr-, Flucht- und Schmerzäußerungen) bei schmerzhaften oder affektbetonten Impulsen auftreten.

Der VPL- (Nucleus ventralis posterolateralis) und VPM- (Nucleus ventralis posteromedialis) Kern des Thalamus haben eine somatotopische Gliederung des Körpers über die Tast- und Tiefensensibilität.

Die Thalamuskerne haben außerdem:

- Eine s.g. Schrittmacherfunktion für den elektrischen Rhythmus des Cortex.
- Hier findet die Feinabstimmung des Wachheitszustands statt.
- Die Modulation sensorischer und motorischer Aktivitäten.

**Cyrus Cinguli**

Im Gyrus Cinguli verlaufen viele Assoziationsfasern die den Frontal-, Parietal- und Temporallappen miteinander verknüpfen. Demzufolge werden hier, wie in Tab. 2.3 dargestellt, Informationen miteinander verknüpft.

**Colliculi superior**

Der Colliculi superior ist eine Schaltzentrale für die Augenmuskelkerne mit Steuerung der:

- Blickbewegungen, der Pupillen und des Akkomodationsreflex.

Der Colliculi superior hat eine enge Verbindung zum Colliculi inferior, dieser steuert:

- Die Mittelohrmuskeln, die Analyse von Tonhöhen, die Verrechnung der Raum-analyse.

**Frontaler und parietaler Kortex**

Im postparietalen Cortex (Brodmann-Felder 5–7) ziehen Fasern vom visuellen und auditorischen Systemen durch, hier findet eine Integration der somato-sensorischen Eingänge mit den anderen sensorischen Systemen statt. Defekte hier haben folgende Ursachen:

- Störung der visuellen Wahrnehmung
- Störung der visuell- motorischen Integration
- Störung der fokussierten Aufmerksamkeit

**Tab. 2.3** Aufgaben der einzelnen Lobuii

| | |
|---|---|
| Lobus frontalis rechts | • Gyrus präcentralis (Bewegungskontrolle links)<br>• Postfrontal (Bewegungsplanung, Abläufe lernen)<br>• Frontal (Vorstellungskraft, Kreativität, Zustimmung)<br>• Präfrontal (Ablehnung, Abwägung, Verhalten) |
| Lobus parietalis rechts | • Gyrus postcentralis (Körperempfinden links)<br>• Raumgefühl (Mathematik, Konstruktion, Navigation) |
| Lobus temporalis rechts | • Musik (Tonhöhen wahrnehmen, Intervalle, räumliche Harmonie)<br>• Emotionales Gedächtnis (Gefühle, Ängste, Humor)<br>• Musikalisches Gedächtnis<br>• Visuelles Gedächtnis<br>• Gesichtergedächtnis |
| Lobus frontalis links | • Gyrus präcentralis (Bewegungskontrolle rechts)<br>• Postfrontal (Bewegungsplanung, Ideen und Handlungen in lineare Abfolge bringen)<br>• Frontal (wie Lobus frontalis rechts)<br>• Präfrontal (wie Lobus frontalis rechts zusätzlich Strategie) |
| Lobus parietalis links | • Gyrus postcentralis (Köperempfinden rechts)<br>• Symbole verstehen und anwenden (mathematische Zeichen, Uhren ablesen) |
| Lobus temporalis links | • Grammatik (Strukturierung von Sprache in Sinnzusammenhänge und Sätze)<br>• Gehörte Sprache (Tonhöhen wahrnehmen, Wortelemente erkennen, Wörter verstehen)<br>• Gefühlsgedächtnis<br>• Verbindung von Sprache und Gefühlen<br>• Zuordnung Gesicht und Namen<br>• Sprachgedächtnis<br>• Verbindung von Text und Sprache (Buchstabieren und Vorlesen) |

Die parietale Region wird aktiviert, wenn die Aufmerksamkeit aufgrund von sensorischen Reizen wechselt, egal ob eine Handlung ausgeführt wird oder nicht. Die frontale Region reagiert nur, wenn auf den sensorischen Reiz auch eine Bewegungsantwort führt. Die Aufmerksamkeit erhöht die Aktivität von Zellen in eine Reihe von Cotexregionen, welche für die Verarbeitung von visuellen Informationen verantwortlich sind, die mit Bewegungen zusammenhängen.

## 2.3 Neurotransmitter

Eine der Ursachen für das Syndrom soll eine Imbalance des gesamten Neurotransmitterhaushalts vor allem von Dopamin und Noradrenalin sein.

**Dopamin**
Ein Mangel an Dopamin verstärkt die Störung der Serotoninfunktion. Dopamin
ist in den primär sensomotorisch kortikalen Hirnregionen nur gering vertreten,
dafür dicht im präfrontalen Kortex und im Striatum sowie den Assoziations-
bahnen zu den temporalen und parietalen Lappen. Dopamin:

* Ist die Vorstufe des Adrenalins und Noradrenalins.
* Steuert die Motorik und Koordinationsfähigkeit.
* Stärkt die Daueraufmerksamkeit, die Motivation und geistige Wachheit.

Tab. 2.4 zeigt die Auswirkungen bei zu niedrigem oder zu hohem Dopamin.

**Serotonin**
Serotonin ist für:

* Einen positiven Gefühlszustand zuständig.
* Einen adäquaten Schlafrhythmus zuständig.
* Einen ausgewogenen Sexualtrieb zuständig.
* Die Temperatur im Körper verantwortlich.

Tab. 2.5 zeigt die Auswirkungen bei zu niedrigem oder zu hohem Serotonin.

**Noradrenalin**
Hat eine kurze Halbwertzeit (< 1 min) aber eine sehr hohe Effizienz. Die Aus-
schüttung erfolgt immer in einer aktuellen Stresssituation mit Flucht (Fluchtreflex)
oder Kampfreaktion. Noradrenalin ist im Gehirn weit verbreitet, am dichtesten in
den primären visuellen, auditiven, somatosensorischen und motorischen Regionen.
Tab. 2.6 zeigt die Auswirkungen bei zu niedrigem oder zu hohem Noradrenalin.

**Tab. 2.4** Auswirkungen von zu niedrigem oder zu hohem Dopamin

| Dopamin erhöht | Dopamin zu niedrig |
|---|---|
| • Neurotoxisch<br>• Zentrale Veralterung (Erschöpfung, Müdigkeit)<br>• Erhöht den oxidativen Stress und schädigt dadurch die Nervenzellen | • Aufmerksamkeitsstörungen<br>• Vergesslichkeit<br>• Tagesmüdigkeit<br>• Motivationsverlust<br>• Selbstzweifel<br>• Depression<br>• Libidoverlust<br>• Bewegungsstörung<br>• Interessenlosigkeit |

**Tab. 2.5** Auswirkungen von zu niedrigem oder zu hohem Serotonin

| Serotonin erhöht | Serotonin zu niedrig |
|---|---|
| • Verdachtsmoment auf karzinoide Tumore | • Aufmerksamkeitsschwäche<br>• Gedächtnisschwäche<br>• Wahrnehmungsstörungen<br>• Chronische Müdigkeit<br>• Rasche Erschöpfung<br>• Schlafstörung<br>• Essstörung<br>• Adipositas<br>• Depression<br>• Innere Unruhe<br>• Mangelnde Affektkontrolle<br>• Kopfschmerzen und Migräne |

**Tab. 2.6** Auswirkungen von zu niedrigem oder zu hohem Noradrenalin

| Noradrenalin erhöht | Noradrenalin zu niedrig |
|---|---|
| • Erhöhter Blutdruck<br>• Niedriger Puls<br>• Erhöhte Aufmerksamkeit und Wachheit<br>• Fördert die Daueraufmerksamkeit<br>• Fördert die Motivation<br>• Wirkt appetitstimulierend<br>• Ist erhöht beim Burn-Out in der Frühphase | • Motivationsabfall<br>• Antrieb- und Aufmerksamkeitsschwäche<br>• Störung des Kurzzeitgedächtnisses<br>• Depression in Kombination mit Serotoninmangel<br>• Zentrale und chronische Erschöpfungszustände (emotional und muskulär)<br>• Adipositas<br>• **ADHS** |

## 2.4    Genetischer Faktor

Eine Mehrzahl von Studien weisen darauf hin, dass erbliche Faktoren eine
bedeutsame Rolle für die Entwicklung von ADHS darstellen. Belege dafür
stammen aus Familien-, Zwillings- und Adoptionsstudien. Zwillingsstudien
zeigen, dass gut 80 % der eineiigen und knapp 30 % der zweieiigen Zwillinge
die gleiche Symptomatik haben. Anhand von molekulargenetischen Studien
konnten einzelne Regionen im menschlichen Erbgut identifiziert werden, die bei
Menschen mit ADHS typische Veränderungen aufweisen. Vor allem bei den Erb-
informationen, die für die Bildung und Übertragung des Botenstoffes Dopamin
verantwortlich sind, konnten Veränderungen festgestellt werden. Allerdings
können die bislang identifizierten Veränderungen die Entwicklung einer Aufmerksamkeitsdefizit und Hyperaktivitätsstörung nur zu einem geringen Teil
erklären. Es wird vermutet, dass das Zusammenspiel zwischen verschiedenen
Genen, erblichen und Umweltfaktoren für die Entwicklung von ADHS besonders
wichtig ist, allerdings liegen nur wenige Untersuchungsergebnisse vor. Nach
gegenwärtigem Forschungsstand wird davon ausgegangen, dass viele einzelne
genetische Veränderungen zusammenwirken sollen. Diese genetischen Faktoren
hängen zusätzlich mit anderen Einflussfaktoren, wie Schwangerschafts- und
Geburtskomplikationen und/oder Umweltfaktoren zusammen (Neurologen und
Psychiater im Netz 2020).

## 2.5    Umwelteinflüsse

Es wird angenommen, dass der Konsum von Nikotin, Alkohol oder andere
Drogen während der Schwangerschaft sowie ein Sauerstoffmangel bei der
Geburt das Risiko des Kindes, später an ADHS zu erkranken erhöht. Zentral-
nervöse Infektionen während der Schwangerschaft, Schädelhirntraumen oder Ver-
letzungen sowie Komplikationen während Schwangerschaft und Geburt werden
mit späteren hyperkinetischen Auffälligkeiten in Verbindung gebracht, sind aber
noch nicht wissenschaftlich nachgewiesen. Die Mehrzahl der Kinder und Jugendlichen mit ADHS weisen derartige prä-, peri- und postnatale Belastungen jedoch
nicht auf. Solche Komplikationen führen nicht immer zu ADHS (Neurologen und
Psychiater im Netz 2020).

## 2.6 Psychosoziale Einflüsse

Die Entwicklung und der Verlauf von ADHS kann durch familiäre und schulische Einflüsse beeinflusst werden, sie sind aber nicht die Ursache. Weisen Eltern betroffener Kinder und Jugendlicher selbst psychische Probleme auf oder gibt es in der Familie viele Streitereien oder starke finanzielle Belastungen, können dadurch die ADHS-Symptome des Kindes oder Jugendlichen verstärkt werden. Es wird hier von einem Wechselspiel zwischen den Faktoren der familiären und schulischen Umwelt, der genetischen Ausstattung des Kindes und möglichen Belastungen während Schwangerschaft oder Geburt ausgegangen. Psychosoziale Risikofaktoren könnten z. B. sein:

- Aufwachsen mit einem alleinerziehenden Elternteil oder ohne Eltern.
- Psychische Erkrankung eines Elternteils, vor allem antisoziale Persönlichkeitsstörung des Vaters.
- Ständiger Streit zwischen den Eltern.
- Niedriges Familieneinkommen.
- Sehr beengte Wohnverhältnisse.
- Inkonsequenter Erziehungsstil.
- Fehlende Regeln und Tagesstrukturen.
- Häufige Kritik und Bestrafungen (Neurologen und Psychiater im Netz 2020).

## 2.7 Aufmerksamkeitsstörung

Da nun eine Struktur- und Funktionsveränderungen bestimmter Gehirnregionen, Störungen im Neurotransmitter-Bereich, genetische Faktoren und Umwelteinflüsse sich negativ auf die Aufmerksamkeit auswirken kann, können dadurch in den Dimensionen Intensität (Alertness, Vigilanz und Daueraufmerksamkeit) und Selektivität (selektive Aufmerksamkeit, Wechsel der Aufmerksamkeit und geteilte Aufmerksamkeit) folgende Bereiche gestört sein:

**Intensität**

- Schlechte Regulierung des neuropsychologischen und neurophysiologischen Erregungsniveaus: Zu hohes (Impulsivität) oder zu niedriges (Antriebsstörungen) Alertness.

**Selektivität**

- Verhaltenshemmung: Sinnlose Handlungen können nicht gehemmt werden.
- Handlungsplanung und Informationsselektion zur Handlungssteuerung: Handlungen können nicht antizipiert, geplant, durchgeführt oder korrigiert werden.

# Hypothetisch-deduktives Clinical Reasoning 3

Um eine Diagnostik in eine logische Reihenfolge zu bringen, wird nachfolgend das hypothetisch-deduktive Clinical Reasoning mit seinen sechs Schritten eingesetzt.

**Pre-Assessment-Image**

Im Pre-Assessment-Image haben wir drei Beobachtungskriterien:

a) Name
b) Alter
c) Diagnose

**Zu a: Name**

Der Name gibt einen Hinweis auf das Geschlecht des Patienten. Zudem gibt der Name einen Hinweis zur Prävalenz beider Geschlechter. Die Diagnose wird bei Jungen zwei- bis viermal häufiger vergeben als bei Mädchen (KIGGS 2017).

**Zu b: Alter**

Das Alter gibt uns zum einen an, wo der Patient in seiner Entwicklung seiner Aufmerksamkeit stehen müsste und wie schwer er betroffen sein könnte. Zum anderen in welchen Institutionen (Kiga, Schule, zu Hause etc.) er sich befindet. Dies hilft uns einzuordnen, woher das Problem kommen und wie gravierend es sein könnte. Von 2014–2017 wurde in Deutschland eine weitere umfangreiche Studie zur Gesundheit von Kindern und Jugendlichen (KIGGS Studie Welle 2) durchgeführt. Bei 15.023 Kindern und Jugendlichen im Alter von 0 bis 17 Jahren wurden die Prävalenzdaten zu ADHS erhoben. ADHS (Aufmerksamkeitsdefizit-/ Hyperaktivitätsstörung) soll die häufigste „psychiatrische" Erkrankung des Kindes- und Jugendalters sein. Aktuellen Prävalenzschätzungen zufolge sind in

Deutschland ca. 5–6 % der Kinder und Jugendlichen im Alter von 3 bis 17 Jahren betroffen. Je nach Altersgruppe lag die Prävalenz bei bis zu 2,9 % der Vorschulkinder und bis zu 7,9 % bei Schulkindern und Jugendlichen.

**Zu c: Diagnose**

Die Aufmerksamkeitsstörungen sind in der ICD 10 unter F98.- Andere Verhaltens- und emotionale Störungen mit Beginn in der Kindheit und Jugend wie folgt definiert:"…Dieser heterogenen Gruppe von Störungen ist der Beginn in der Kindheit gemeinsam, sonst unterscheiden sie sich jedoch in vieler Hinsicht. Einige der Störungen repräsentieren gut definierte Syndrome, andere sind jedoch nicht mehr als Symptomkomplexe, die hier aber wegen ihrer Häufigkeit und ihrer sozialen Folgen und weil sie anderen Syndromen nicht zugeordnet werden können, aufgeführt werden…" (DIMDI 2020). Im Grunde genommen sagt, dass wenig aus und ist für eine Diagnostik nicht hilfreich. Unter der Schlüsselnummer F98.80 Aufmerksamkeitsstörung ohne Hyperaktivität mit Beginn in der Kindheit und Jugend finden wir keinerlei Hinweise.

Folgende Typen lassen sich klassifizieren:

F90.0   Einfache Aktivitäts- und Aufmerksamkeitsstörung (eher Mischtyp)
F90.1   Hyperkinetische Störung des Sozialverhaltens (eher hyperaktiver-impulsiver-sozialer Typ)
F90.8   Sonstige Hyperkinetische Störung (eher hyperaktiver-impulsiver Typ)
F98.80  Sonstige näher bezeichnete Verhaltens- und emotionale Störungen mit Beginn in der Kindheit und Jugend. Dazugehörige Begriffe: Aufmerksamkeitsstörung ohne Hyperaktivität (eher aufmerksamkeitsgestörter Typ)

Das multiaxiale Klassifikationsschema für „psychische" Störungen des Kindes- und Jugendalter nach ICD-10 der WHO hat folgende diagnostische Kriterien festgelegt:

**G1. Unaufmerksamkeit.** Mindestens sechs Monate lang mindestens sechs der folgenden Symptome von Unaufmerksamkeit in einem mit dem Entwicklungsalter des Kindes nicht zu vereinbarenden und unangemessenen Ausmaß (Auswahl an Indikatoren):

1. Unaufmerksam gegenüber Details oder Sorgfaltsfehler.
2. Aufmerksamkeit kann bei Aufgaben oder bei Spielen häufig nicht aufrechterhalten werden.
3. Hören scheinbar nicht was ihnen gesagt wird.
4. Können oft Erklärungen nicht folgen.

5. Können häufig Aufgaben und Aktivitäten nicht organisieren.
6. Vermeiden ungeliebte Arbeiten.
7. Verlieren häufig Gegenstände.
8. Werden häufig von externen Reizen abgelenkt.
9. Sind im Verlauf alltäglicher Verrichtungen oft vergesslich.

**G2. Überaktivität.** Mindestens sechs Monate lang mindestens drei der folgenden Symptome von Überaktivität in einem mit dem Entwicklungsstand des Kindes nicht zu vereinbarenden und unangemessenen Ausmaß (Auswahl der Indikatoren):

10. Herumfuchteln mit Händen und Füßen.
11. Platz im Klassenraum verlassen.
12. In unpassenden Situationen herumlaufen oder extensiv klettern.
13. Beim Spielen unnötig laut sein.
14. Trotz sozialer Einflussnahme ein anhaltendes Muster extensiver motorischer Unruhe an den Tag legen.

**G3. Impulsivität.** Mindestens sechs Monate lang mindestens eines der folgenden Symptome von Impulsivität in einem mit dem Entwicklungsstand des Kindes nicht zu vereinbarenden und unangemessenen Ausmaß (Auswahl an Indikatoren):

15. Häufig mit der Antwort herausplatzen.
16. Nicht warten können, bis sie an der Reihe sind.
17. Andere häufig unterbrechen und stören.
18. Reden häufig exzessiv.

**G4.** Beginn vor dem siebten Lebensjahr.

**G5. Symptomausprägung.** Die Kriterien sollten in mehr als einer Situation erfüllt sein (der Nachweis situationsübergreifender Symptome erfordert normalerweise Informationen von verschiedenen Bezugspersonen und Datenquellen wie Eltern, Lehrer, Pädagogen etc.).

**G6.** Die Symptome in G1- G3 verursachen ein deutliches Leiden oder Beeinträchtigungen der sozialen, schulischen oder beruflichen Funktionsfähigkeit.

**G7.** Die Störung erfüllt nicht die Kriterien für eine tiefgreifende Entwicklungsstörung (F84), auch diejenigen für eine manische Störung (F30), eine depressive Störung (F32) oder eine Angststörung (F41) sind nicht erfüllt.

Wie man schnell bei diesen diagnostischen Kriterien erkennen kann, lassen sich diese nicht gut auf die Dimensionen und die einzelnen Komponenten der Aufmerksamkeit zuordnen. Nehmen wir zum z. B. Unaufmerksamkeit Punkt 2: Aufmerksamkeit kann bei Aufgaben oder bei Spielen häufig nicht aufrechterhalten werden. Was bedeutet das genau? Handelt es sich hier um die Daueraufmerksamkeit? Wie lange das Kind evtl. die Daueraufmerksamkeit aufrechterhalten kann? Hier fehlen klare Bezugspunkte für diagnostische Kriterien. Für die Daueraufmerksamkeitsspanne bei gesunden Kindern von nicht lustbetonten Aufgaben ist der Bezugspunkt die Zeit. Die u.g. Zeiten wären z. B. Bezugspunkte für diagnostische Kriterien:

05–07 Jahre = 15 min
08–09 Jahre = 20 min
10–12 Jahre = 25 min
 > 12 Jahre = 30 min

Nehmen wir ein weiteres Kriterium der Unaufmerksamkeit Punkt 9: Sind im Verlauf alltäglicher Verrichtungen oft vergesslich. Auch hier ist die Frage welche Dimension und welche Komponente der Aufmerksamkeit fallen auf. Hier kann man nur subjektiv interpretieren. Vergesslichkeit kann aber auch ein Hinweis auf viele andere Krankheitsbilder sein. Man könnte jetzt alle Symptome der Unaufmerksamkeit durchgehen, es fällt auf, dass eine klare Zuordnung zu den einzelnen Komponenten der Aufmerksamkeit eine subjektive Zuordnung bleibt. Aufgrund dessen sollte hier noch einmal Forschung betrieben werden, was genau Aufmerksamkeit ist, welche Formen von Aufmerksamkeit oder Komponenten es nun wirklich gibt und wie sehen die einzelnen Komponenten denn altersgerecht aus. Danach sollten Abweichungen aus der Norm bestimmt und definiert werden, was eine Störung ist.

Aufgrund dessen ist es nicht verwunderlich das 4–6 % der Kinder laut Gesundheitsministerium auffällig sein sollen. Andere Prävalenzraten liegen zwischen 3 und 15 %. Schon alleine diese extreme Bandbreite zeigt ein Missverhältnis. Eine Ursache könnte eine mangelnde Forschungsgrundlage sein. Real betrachtet haben wahrscheinlich minderjährige Kinder nur zu 1 % eine Aufmerksamkeitsstörung, zu 1 % eine Hyperaktivität und zu 1 % eine schlechte Impulskontrolle. Es würde den minderjährigen Kindern nicht gerecht werden, diese zu stark zu pathologisieren.

Die Arbeitsgemeinschaft der wissenschaftlichen medizinischen Fachgesellschaften (AWMF) hat eine S3 Leitlinie (2018) zum Thema: „ADHS bei Kindern und Jugendlichen" entwickelt. Bei der AWMF hat eine S3 Leitlinie die höchste Qualität und beinhaltet alle Elemente einer systematischen Entwicklung (Logistik-, Entscheidungs- und Outcomeanalyse, Bewertung der klinischen Relevanz wissenschaftlicher Studien und regelmäßige Überprüfung). Die AWMF hat drei Schweregrade für ADHS in Anlehnung aus dem DSM-V Modell übernommen:

1. Leichtgradig
   Es treten wenige oder keine Symptome zusätzlich zu den Symptomen auf, die zur Diagnosestellung erforderlich sind und die Symptome führen zu nur geringfügigen Beeinträchtigungen in sozialen, schulischen oder beruflichen Funktionsbereichen.
2. Mittelgradig
   Die Ausprägung der Symptomatik und der funktionalen Beeinträchtigung liegt zwischen „leichtgradig" und „schwergradig", d. h., trotz einer nur geringen Symptomausprägung besteht eine deutliche funktionelle Beeinträchtigung durch die Symptomatik oder trotz derzeit nur geringfügigen Beeinträchtigungen in sozialen, schulischen oder beruflichen Funktionsbereichen übersteigt die Ausprägung der Symptomatik deutlich das zur Diagnosestellung erforderliche Ausmaß.
3. Schwergradig
   Die Anzahl der Symptome übersteigt deutlich die zur Diagnosestellung erforderliche Anzahl oder mehrere Symptome sind besonders stark ausgeprägt und die Symptome beeinträchtigen die soziale, schulische oder berufliche Funktionsfähigkeit in erheblichem Ausmaß.

Diese Einteilung der drei Schweregrade ist kritisch zu betrachten. Nehmen wir mal den Schweregrad: Leicht. Was sind denn wenige Symptome? Was sind denn geringfügige Beeinträchtigungen in den sozialen, schulischen und beruflichen Funktionsbereichen?

Die Frage, die sich hier stellt, ist, warum man hier nicht auf die s.g. Normalverteilung für die Beurteilung der Schweregrade oder sogar die Beurteilungsmerkmale 0–4 der ICF-CY genommen hat für diese drei Schweregrade. Dann könnte eine Beurteilung nach standardisierten Testverfahren wie in Tab. 3.1 dargestellt so aussehen:

**Tab. 3.1** Transformierung der Beurteilungsmerkmale der AWMF und ICF-CY in T-Werte und Prozentränge (n. Leschnik 2020)

| Beurteilungsmerkmal AWMF | Beurteilungsmerkmal ICF-CY | Perzentile (%) | T-Werte | Prozentränge |
|---|---|---|---|---|
| | 0 | 0–4 | >50 | >50 |
| | 1 | 5–25 | <40 | <25 |
| Leichtgradig | 2 | 25–40 | 30–39 | 16–25 |
| Mittelgradig | 3 | 50–95 | 20–29 | 5–15,9 |
| Schwergradig | 4 | 96–100 | <20 | <5 |

## Cue Acquisition

Bei der Cue Acquisition haben wir drei Beobachtungskriterien:

a) Befragung
b) Beobachtung
c) Untersuchung

### Zu a.: Befragung
Die Befragung erfolgt in 2 Schritten:

1. Qualitativ: Narratives Interview und COPM- Bogen (siehe Anhang 1)
2. Quantitativ: Fragebogen Aufmerksamkeit, Hyperaktivität und Impulsivität (siehe Anhang 2)

### Zu b.: Beobachtung
Schwerpunkt Aufmerksamkeit nach den Symptomen und Kriterien des Multi-axialem Klassifikationsschemas. Aufgrund der Vielzahl der Symptome und der unterschiedlichen Diagnosen, ist es ratsam den Fragebogen bei der Beobachtung mit zur Hand zu nehmen. Der Patient wird in verschiedenen Sozialformen (Einzelarbeit, Partnerarbeit, Einzelarbeit in der Gruppe und Gruppenarbeit in den Institutionen) in seiner:

- Funktion (Aufmerksamkeitskomponenten), Partizipation und mit dem Einfluss der Umweltfaktoren beobachtet.

### Zu c.: Untersuchung
Das multiaxiale Klassifikationsschema weist darauf hin, dass Merkmale der Störungen der Aufmerksamkeit symptomatisch auch bei anderen psychiatrischen Erkrankungen auftreten können. Ausschlusskriterien für eine Störung der Aufmerksamkeit sind:

- Tiefgreifende Entwicklungsstörungen (F84.-)
- Manische Störung (F30)
- Depressive Störung (F32)
- Angststörung (F41)

Auch andere Krankheitsbilder können Aufmerksamkeitsstörungen (sekundäre Aufmerksamkeitsstörung) aufweisen.

Eine Differenzialdiagnostik sollte diese Bereiche überprüfen:

- Struktur- und Funktionsveränderungen bestimmter Gehirnregionen
- Störungen im Neurotransmitter-Bereich
- Genetischer Faktor
- Umwelteinflüsse

## Hypothesenbildung
### Hypothese 1 Institution 1:

- „Immer wenn das Kind in der Klasse sitzt, dann kann es seine Aufmerksamkeit nur 5 min aufrecht halten."

**These:**

- Das Kind hat eine Störung der Daueraufmerksamkeit.

**Antithese:**

- Das Kind hat keine Störung der Daueraufmerksamkeit.

### Hypothese 2 Institution 2:

- „Immer wenn das Kind bei den Hausaufgaben sitzt, dann kann es seine Aufmerksamkeit nur 5 min aufrecht halten."

**These:**

- Das Kind hat eine Störung der Daueraufmerksamkeit.

**Antithese:**

- Das Kind hat keine Störung der Daueraufmerksamkeit.

## Cue Interpretation
In diesem Schritt erfolgt der Einsatz von standardisierten Fragebögen oder Testverfahren, zum Überprüfen der:

- Funktion
- Partizipation
- Einfluss der Umweltfaktoren

im Bereich der Aufmerksamkeit.

## Fragebogen ICD-10

Das Diagnostik-System für psychische Störungen nach ICD-10 und DSM-V für Kinder und Jugendliche (DISYPS-III) erfasst die im Kinder- und Jugendalter wichtigsten Störungsbereiche:

- Aufmerksamkeitsdefizit-/Hyperaktivitätsstörungen (ADHS)
- Störungen des Sozialverhaltens
- Depressive Störungen
- Angststörungen
- Trauma- und belastungsbezogene Störungen
- Zwangs-Spektrum-Störungen
- Tic-Störungen
- Autismus-Spektrum- und Soziale Kommunikations-Störungen
- Bindungs- und Beziehungsstörungen

## DISYPS-III:Reliabilität

Für die meisten Skalen der Fragebogen konnten mindestens zufriedenstellende interne Konsistenzen mit Werten von $\alpha$ .70 bis $\alpha$ .90 ermittelt werden.

## DISYPS-III:Validität

Es liegen psychometrische Analysen für Repräsentativ-Stichproben und/oder für Klinik-Stichproben für alle DISYPS-II- bzw. DISYPS-III-Verfahren vor, mit Ausnahme der Verfahren zu Trauma- und belastungsbezogenen Störungen sowie Bindungs- und Beziehungsstörungen. Die Konstruktvalidität der wichtigsten Verfahren wurde anhand von Faktorenanalysen überprüft.

## DISYPS-III: Normen

- Alter 4 – 18 Jahre
- N = 3204 Aufteilung in 16 gleichmäßig verteilte Gruppen
- Pro Störungsbereich n = 722 Fremdbeurteilungs- und 317 Selbstbeurteilungs-bögen

**DISYPS-III: Bearbeitungsdauer**
Selbst- und Fremdbeurteilungsbogen jeweils etwa 10 min Auswertung von Fragebogen bzw. Checklisten etwa 5 min
Für die Beobachtung von Aktivität, Partizipation und Umweltfaktoren gibt es kein standardisiertes Testverfahren, hier kann das ICF Core Set eine Alternativlösung sein.

**Fragebogen ICF-CY**
**ICF Core Set:**

• Führt ein in die Konzepte von Funktionsfähigkeit und Behinderung, die mit der ICF zur Verfügung stehen.
• Beschreibt die Entwicklung und Anwendungsbereiche der ICF Core Sets.
• Erklärt Schritt für Schritt den Einsatz der ICF Core Sets in der klinischen Praxis.
• Enthält 31 ICF Core Sets sowie zugehörigen Dokumentationsformulare (mehr als 1400 Seiten in ausdruckbaren pdf-Dateien) auf der beiliegenden CD-ROM.

**Testverfahren Funktion der einzelnen Aufmerksamkeitskomponenten**
Die Aufmerksamkeit ist eine kognitive Stützfunktion, deshalb sollte nicht auf Papier- und Bleistiftteste zurückgegriffen werden, da die Motorik das Testergebnis verfälschen könnte. Wenn möglich sollte auf s.g. computerunterstützte Testverfahren zurückgegriffen werden. Tab. 2.6 zeigt die Stichprobengröße der Kinderversion der Testbatterie zur Aufmerksamkeitsprüfung (KITAP).

**Tab. 2.6** Stichprobengröße der KITAP

| Verfahren KITAP | Stichprobengröße | |
|---|---|---|
| Subtests | Alter 6–7 Jahre | Alter 8–10 Jahre |
| Ablenkbarkeit | 130 | 212 |
| Alertness | 197 | 336 |
| Daueraufmerksamkeit | 130 | 201 |
| Flexibilität | 89 | 337 |
| Geteilte Aufmerksamkeit | 133 | 216 |
| Go/NoGo (Impulskontrolle) | 197 | 340 |

Untertest **Ablenkbarkeit** der KITAP
- Schnelle Reaktion auf eine visuelle Gestalt mit Ablenker
- Selektive Aufmerksamkeit (visuell)

**Dimension: Selektivität**

Untertest **Alertness** der KITAP
- Einfache optische Reaktionszeitmessung
- Tonischer und phasischer Alertness

**Dimension: Intensität**

Untertest **Daueraufmerksamkeit** der KITAP
- Reaktion auf auftretende Unregelmäßigkeiten in einer Farbwiederholung
- Daueraufmerksamkeit (visuell)

**Dimension: Intensität**

Untertest **Flexibilität** der KITAP
- Reaktionen auf stetig wechselnde Zielreize
- Selektive Aufmerksamkeit (visuell)

**Dimension: Selektivität**

Untertest **Geteilte Aufmerksamkeit** der KITAP
- Gleichzeitiges beachten einer visuellen und einer auditiven Reihenfolge
- Geteilte Aufmerksamkeit (visuell- auditiv)

**Dimension: Selektivität**

Untertest **Go/Nogo** der KITAP
- Schnelles Reagieren auf einen relevanten und nicht reagieren auf einen nicht relevanten Reiz
- Impulskontrolle (visuell)

**Dimension: Intensität**

**Hypothesenevaluation**
Auswertung der Fragebögen und Testverfahren
- Vergleichen mit der Norm
- Abweichung von der Norm (mindestens 2 Standardabweichungen)

**Festlegen einer therapeutischen Diagnose**
Funktion: **Aufmerksamkeit**
b140 Spezifische mentale Funktionen, die die Fokussierung auf einen externen Reiz oder auf innere Vorgänge für eine geforderte Zeitspanne betreffen.

Funktion: **Daueraufmerksamkeit**
b1400.3 Mentale Funktionen, die sich in der Konzentration über eine geforderte Zeitspanne äußern.

Partizipation: **Aufmerksamkeit lenken**
d161.3313 Die Aufmerksamkeit absichtlich über einen angemessenen Zeitraum auf spezifische Handlung oder Aufgabe ausrichten.

Umweltfaktoren: **Fachleute der Gesundheitsberufe**
e355.+Alle Dienstleistungserbringer, die im Gesundheitssystem arbeiten, wie Ärzte, Pflegekräfte, Physiotherapeuten, Ergotherapeuten, Sprachtherapeuten, Audiologen, Hersteller von Orthesen und Prothesen, Sozialarbeiter im Gesundheitswesen usw.

Umweltfaktoren: **Autoritätspersonen**
e 330.3 Personen mit Entscheidungsverantwortung für andere, die infolge ihrer sozialen, ökonomischen, kulturellen oder religiösen Rollen in der Gesellschaft sozial definierten Einfluss oder Befugnisse haben, wie **Lehrer,** Arbeitgeber, Supervisoren, religiöse Führer, Vertreter im Amt, Vormund, Treuhänder.

# Interventionsmöglichkeiten

**4**

Nachfolgend sollte ein Aufmerksamkeitstraining immer folgende Bereiche abdecken:

- Elterntraining
- Trainingsprogramm für Kinder mit Störungen in der Dimension Intensität oder Selektivität
- Institutionstraining (Lehrer, Pädagogen etc.)

Zur Beurteilung der Qualität von klinischen Studien kann die sogenannte Jadad-Skala (siehe Tab. 4.1) verwendet werden. Es wird damit nur die Qualität der Durchführung einer Studie beurteilt und nicht die Qualität der Ergebnisse, allerdings lassen sich aus der Studienqualität Rückschlüsse auf die Qualität der Ergebnisse ziehen.

Jadad Score:

- Er dient als Hilfe zur schnellen Einschätzung einer randomisierten kontrollierten Studie (RCT)
- Jadad bezeichnet Studien mit einem Score von unter 3 als Studien schlechter Qualität
- Zur Bias-Vermeidung sollte die Bewertung von mindestens zwei Personen durchgeführt werden

Mit Hilfe von Evidenzklassen, (synonym Evidenzebenen oder Evidenzlevel), erfasst man die wissenschaftliche Aussagefähigkeit klinischer Studien. Dabei unterscheidet man nach den Empfehlungen des AHRQ (Agency for Healthcare Research and Quality) die Evidenzklassen 1 bis 4. Studien der Klasse 1a haben

**Tab. 4.1** Jadad Score

| Jadad Score | | | | |
|---|---|---|---|---|
| +1 | Ja | Wurde die Studie als randomisiert beschrieben? | Nein | +0 |
| +1 | Ja | War die Randomisierung sachgerecht? | Nein | -1 |
| +1 | Ja | Wurde die Studie als Doppelblind beschrieben? | Nein | +0 |
| +1 | Ja | War die Verblindung sachgerecht | Nein | -1 |
| +1 | Ja | Wurden Ausfälle begründet? | Nein | +0 |

**Tab. 4.2** Evidenzlevel

| Klasse | | Anforderungen an die Studie |
|---|---|---|
| I | Ia | Evidenz aufgrund einer systematischen Übersichtsarbeit randomisierter, kontrollierter Studien (evtl. mit Metaanalyse) |
| | Ib | Evidenz aufgrund mindestens einer hoch qualitativen randomisierten, kontrollierten Studie |
| II | IIa | Evidenz aufgrund mindestens einer gut angelegten, kontrollierten Studie ohne Randomisierung |
| | IIb | Evidenz aufgrund einer gut angelegten Studie, quasi experimentellen Studie |
| III | | Evidenz aufgrund gut angelegter, nicht experimenteller deskriptiven Studien |
| IV | | Evidenz aufgrund von Berichten/Meinungen von Experten, Konsensus-konferenzen und/oder klinischer Erfahrungen anerkannter Autoritäten |

die höchste Evidenz, Studien der Klasse 4 die geringste. Je höher die Evidenz-klasse (siehe Tab. 4.2), desto besser ist die wissenschaftliche Begründbarkeit für eine Therapieempfehlung.

## 4.1 Intensitätstraining

### 4.1.1 Alertness

Aus dem Alertprogramm von Shellenberger und Williams geht nicht hervor, ob dieses Programm evaluiert wurde, aufgrund dessen erzielt es einen Jadad-Score von -2 Punkten.

**Indikation**
Für Kinder mit einem zu niedrigen oder zu hohem Erregungsniveaus (Alertness).

**Ziel**
Das Alertprogramm stärkt das Bewusstsein für die Erregungszustände des Kindes und regt Strategien zur Steuerung des Wachsamkeitsniveaus an.

**Aufbau**
Das Alertprogramm (AP) wurde für Kinder im Alter von 8–12 Jahren entwickelt. Kann aber auch bei Vorschulkindern und Jugendlichen eingesetzt werden. Das AP besteht aus insgesamt 12 Meilensteinen mit mehreren Aktivitäten. Die Zeit kann individuell angepasst werden. In der Regel dauert eine Einheit 45 min und kann zweimal pro Woche durchgeführt werden. Insgesamt ist das AP in drei Stufen aufgebaut:

| | |
|---|---|
| Erste Stufe Meilenstein 1–5: | Identifizieren des Erregungsniveaus |
| Zweite Stufe Meilenstein 5–8: | Erlernen von Strategien zur Änderung des Erregungsniveaus |
| Dritte Stufe Meilenstein 9–12: | Selbstregulation des Erregungsniveaus |

## 4.1.2 Inhibition

Das Training für aufmerksamkeitsgestörte Kinder von Lauth und Schlottke (2019) wurde mit 6 Studien evaluiert. Aus keiner der 6 Studien geht hervor, ob diese sachgerecht randomisiert und doppelverblindet wurden. Aufgrund dessen lässt sich der Jadad Score auf -2 Punkte einordnen. Kritisch zu betrachten ist, dass Diagnosen aus dem DSM-III Modell gewählt wurden. Zudem geht nicht hervor, welche Diagnosen aus dem DSM-III Modell gewählt wurden. Das Basistraining soll u. a. als Prävention eingesetzt werden. Was primär ein sehr guter Denkansatz ist. Allerdings für Kinder mit leistungsgefährdendem und impulsgestörtem Verhalten. Was leistungsgefährdend bedeutet, wird nicht klar in diesem Trainingsprogramm definiert. Ein Kind mit einer Lese-Rechtschreibstörung kann auch leistungsgefährdet sein und eine sekundäre Aufmerksamkeitsstörungen zeigen. Es braucht aber dafür spezielle Trainingsprogramme, die die Lese- und/ oder Rechtschreibung trainieren und kein Aufmerksamkeitstraining zu Inhibition.

**Indikation**
Es gibt zwei Therapiebausteine. Der erste Therapiebaustein ist ein Basistraining und der zweite ein Strategietraining. Hinzu kommt noch eine Eltern- und Lehrerberatung. Das Basistraining ist für Kinder im Alter von 6–10 Jahren konzipiert, die ein „leichtes" oder „schweres ADHS" haben. D. h. wenn wir versuchen wollen eine Zuordnung für die ICD-10 zu finden, könnte dieses Basistraining für

Kinder mit der Diagnose F90.0 sein. Weitere Indikationen für das Basistraining sollen sein:

- Schwierigkeiten beim Auftreten und Verarbeiten von Informationen
- Unzureichende Verhaltenskontrolle
- Mangelnde Emotionskontrolle
- Präventiver Einsatz bei leistungsgefährdeten und impulsgestörten Kindern

**Ziele des Basistrainings sollen sein:**

- Dem Kind soll „handlungsrelevantes Wissen" über Aufmerksamkeitsstörungen vermittelt werden
- Das Training soll Basisfertigkeiten wie: Genau hinsehen, genau zuhören und genau wieder geben etc. üben
- Das Kind soll Reaktionskontrolle üben
- Das Kind soll lernen aufmerksames Verhalten durch Selbstanweisungen zu steuern
- Das Kind soll lernen die o. g. Items auf soziale Situationen zu übertragen

Lauth und Schlottke (2019) haben das Selbstinstruktionstraining von Meichenbach und Goodmann 1993 weiter entwickelt. Primäres Ziel des „Inneren Sprechens" ist: Die Aufmerksamkeit zu fokussieren. Dies würde bedeuten, dass dieses Programm nicht nur in der Dimension Intensität mit Inhibition von Reizen arbeitet, sondern auch in der Dimension Selektivität durch die fokussierte Aufmerksamkeit.

**Aufbau des Basistrainings**
Das Basistraining besteht aus 16 Einheiten. Es sollte 1–2 Mal pro Woche durchgeführt werden. Da im Manual immer nur von „dem" Kind gesprochen wird, scheint es ein Einzeltraining zu sein.

**Ziele des Strategietrainings sollen sein:**

- Bei Beginn einer Handlung die relevanten Ziele klarzumachen
- Verhalten im Voraus zu planen
- Verhalten zu steuern
- Mit den erlernten Strategien besser mit Ablenkungen, Fehlern und Frustration umzugehen

Krowatschek et al. (2019) definieren die fünf Schritte des Inneren Sprechens wie folgt:

1. Aufgabenanalyse: Fragen „Was soll ich tun?" Lesen der Aufgabenstellung
2. Wiederholung des Arbeitsauftrages in eigenen Worten (Arbeitsauftrag klar? Wenn nicht: zurück zu Schritt 1)
3. Ausführen des Arbeitsauftrages. Schritt für Schritt zur Lösung (Dabei laut denken)
4. Selbstkontrolle: „Habe ich alles richtig gemacht?" (Wenn nicht: zurück zu Schritt 3 bzw. 1)
5. Selbstverstärkung und Eigenlob: „Das habe ich gut gemacht."

**Aufbau des Strategietrainings**

Das Strategietraining besteht aus 16 Trainingseinheiten und soll mit „dem" Kind 1–2mal pro Woche stattfinden.

**Elterntraining**

Das Elterntraining besteht aus 6 Sitzungen à 60 min. Eine Behandlung des Kindes ohne die Eltern findet nicht statt.

**Indikation**

- Elternauffälligkeiten, deren Kinder ein leichtes und mittelgradiges ADHS haben
- Bei jüngeren Kindern (4–10 Jahre)
- Bei Beziehungsproblemen Eltern und Kind
- Bei bestrafenden Erziehungsverhalten
- Bei familiären Problemen in Standardsituationen wie Essen, Körperpflege, An- und Ausziehen, Hausaufgaben, Aufräumen etc.

**Ziele**

- Über ADHS informieren
- Die Eltern-Kind-Beziehung verbessern
- Stärken beim Kind erkennen und bekräftigen
- Die Belastung in der Familie verringern
- Die Erziehungskompetenz erhöhen
- Den Familienalltag strukturieren
- Schwierige Familiensituationen umgestalten
- Den Alltagstransfer fördern

**Lehrertraining**
Das Lehrertraining soll die wirksame und vorausschauende Verhaltenssteuerung durch die Lehrkraft fördern. Es ist für Lehrer der Schüler im Alter von 7–12 Jahre die Kinder mit ADHS unterrichten und besteht aus 7 Bausteinen:

1. Wissen um ADHS
2. Analyse des kindlichen Verhaltens im Unterricht
3. Positivziele verfolgen und das Kind dazu anleiten
4. Situationsgestaltung
5. Das Verhalten des ADHS-Kindes durch positive Verstärkung lenken
6. Die Lernaktivitäten verbessern
7. Mit den Eltern zusammenarbeiten

Das Lehrertraining umfasst 14 Zeitstunden und besteht aus 7 Sitzungen einmal pro Woche mit 4–12 Personen.

## 4.1.3  Daueraufmerksamkeit

Das Konzentrationstrainingsprogramm für Kinder von Prof. Dr. Ettrich gibt es für die Vorschule, die 1. und 2. Klasse und für die 3. und 4. Klasse. Für die Vorschule wurden 78 Kinder, die das fünfte Lebensjahr vollendet hatten und deren Eltern Interesse an einem Konzentrationstraining haben, evaluiert.

Unter Berücksichtigung der Leistungen aus einem Intelligenztest wurden 52 Kinder der Trainingsgruppe und 26 Kinder der Kontrollgruppe zugeordnet. Als Studiendesign wurde eine Prä-Post-Analyse gewählt. Da es sich hier nicht um eine sachgerechte Randomisierung und Doppelverblindung handelte, liegt der Jadad-Score bei -2 Punkte. Für die 1.–4. Klasse wurden 248 Kinder untersucht. Alle Kinder waren ein halbes Jahr stationär kinderpsychiatrisch behandelt worden. Es erfolgte eine randomisierte Zuordnung in unterschiedliche Therapiegruppen. Ob es sich um eine sachgerechte Randomisierung und Doppelverblindung handelte, geht aus der Studie nicht hervor. Deshalb liegt der Jadad-Score bei Minus einem Punkt.

**Indikation**
Kinder mit Konzentrationsstörungen (Störung der Daueraufmerksamkeit).

**Ziele**

Das Konzentrationstrainings-Programm soll die Daueraufmerksamkeit bei Kindern verbessern.

**Aufbau**

Das Konzentrationstrainings-Programm hat insgesamt 20 Trainingstage. Es soll in kleinen Gruppen von 3–5 (optimal 4) gleichaltrigen Kindern durchgeführt werden. Bei Vorschulkindern sollte eine Zeit von 35 min und bei Schulkindern eine Zeit von 45 min eingeplant werden, wenn möglich zur gleichen Tageszeit und zweimal pro Woche. Der Grad der Komplexität und die Bearbeitungszeit pro Aufgabe wachsen im Verlauf des Trainings an. Am Anfang wird ein erzielender Richtwert an Punkten festgelegt. Insgesamt können 200 Punkte erreicht werden. Der Richtwert sollte zwischen 60–80 % liegen. Für die angestrebten Richtwerte können s. g. Belohnungen als Token eingesetzt werden. Jede Trainingseinheit fängt mit einer Retrospektive vorrangig zur letzten Trainingseinheit an. Die qualitätsorientierte Arbeitsweise steht im Mittelpunkt. Bei jeder Trainingseinheit erhält das Kind Punkte, welche es vor Beginn der Trainingseinheit zu schätzen versucht. Dies soll die realistische Selbsteinschätzung fördern. Jede Trainingseinheit kann aus mehreren Aufgaben bestehen. Nach jeder Aufgabe erfolgt eine kurze Auswertung mit Punktevergabe. Die Einzelergebnisse werden besprochen und auf Besonderheiten hingewiesen. Am Ende werden die Einzelpunkte summiert und der tägliche Gesamtpunktwert eingetragen und diskutiert. Nach 10 Trainingseinheiten erfolgt die erste Bewertung.

## 4.2  Selektivitätstraining

### 4.2.1  Selektive Aufmerksamkeit

Das Marburger Konzentrationstraining (MKT) gibt es für Vorschulkinder, Schulkinder und Jugendliche. Das MKT wird seit 1990 wissenschaftlich begleitet und vom psychologischen Institut der Philipps Universität Marburg evaluiert. Eine Versorgungsstudie (2009) mit 125 Kindern wurde als Prä-Post-Design aufgebaut. In dieser Studie geht nicht hervor, ob es sich um eine sachgerechte randomisierte und doppelverblindete Studie gehandelt hat. Deshalb liegt der Jadad-Score bei -2 Punkten.

**Indikation**

Das MKT versteht sich nicht als reines ADS- oder ADHS-Training. Beim MKT profitieren Kinder:

- Die sich leicht ablenken lassen
- Die noch nicht selbstständig arbeiten können
- Die sich wenig zutrauen
- Die sehr viel Zuwendung brauchen
- Die Defizite in einem oder mehreren Bereichen haben (Wahrnehmung, Sprache, Konzentration, Motorik, Leistungsmotivation)
- Die Anzeichen von ADS oder ADHS haben
- Die schlecht mit Misserfolg umgehen können
- Die schulmüde sind

**Ziele**

Das MKT ist für Kinder entwickelt, denen es schwer fällt, die Aufmerksamkeit in Situationen zu steuern. Weitere Ziele sind:

- Sich einer Sache gezielt zuzuwenden (selektive Aufmerksamkeit)
- Dabei zu bleiben (Daueraufmerksamkeit)
- Unwichtiges Auszublenden (Inhibition)
- Die Aufgabe in angemessener Zeit zu bearbeiten (Daueraufmerksamkeit)

Aufgrund dessen ist das MKT ein Trainingsprogramm welches die Dimension Intensität Inhibition und Daueraufmerksamkeit und Selektivität fördert und ist als ganzheitliches Trainingsprogramm anzusehen.

**Aufbau**

Das MKT ist als Gruppentraining konzipiert. Auf einen Trainer kommen 3–4 Schulkinder. Die Kinder sollten auf dem gleichen Entwicklungsstand sein. Das Training sollte einmal pro Woche stattfinden und dauert 90 min. Jede Stunde sollte den gleichen Aufbau haben und hat 6 Phasen:

Phase 1: Dynamische Übung
Phase 2: Entspannung
Phase 3: Übungen zum inneren Sprechen I
Phase 4: Übungen zum Fördern von Wahrnehmung und Merkfähigkeit
Phase 5: Übung zum inneren Sprechen II
Phase 6: Freies Spiel

In Abschn. 4.1.2 wurden die fünf Schritte des inneren Sprechens schon erwähnt. Ein weiterer wichtiger Bestandteil des MKTs ist die Elternarbeit. Die Elternabende haben folgende Ziele:

- Aufbau und Ablauf der Trainings
- Vorstellung von Methoden, die sich im Umgang mit unaufmerksamen Kindern bewährt haben
- Erfahrungsaustausch

Es sollten mindestens zwei Elternabende durchgeführt werden, optimal sind fünf Elternabende. Die Elternabende sind wie folgt strukturiert:

- Ein Lernziel pro Elternabend
- Nicht zu viele Informationen
- Nicht länger als 60 min
- Die Eltern der Kindergruppe werden zusammengefasst

## 4.2.2 Geteilte- und Selektive Aufmerksamkeit

Das Trainingsprogramm für Kinder mit Aufmerksamkeitsstörungen (Attentioner) von Jacobs und Petermann wurde mit vier Studien evaluiert. Die Stichprobenbeschreibung für die Kurzzeiteffekte sieht wie folgt aus: Das Training wurde mit 132 Kindern im Alter von 7;0 bis 14;4 Jahren in Vierergruppen durchgeführt. Die Kinder besuchten die 1. bis 8. Klasse. Insgesamt waren es 100 Jungen und 32 Mädchen. Der durchschnittliche IQ lag bei dieser Gruppe bei 110, wobei die Spannbreite zwischen einem IQ von 76 und 136 lag. Nur 48,5 % der Kinder hatten eine Störung der geteilten und der fokussierten Aufmerksamkeit. Bei 29,5 % lag nur eine Störung der fokussierten und bei 22 % eine Störung der geteilten Aufmerksamkeit vor. Kritisch zu betrachten sind folgende Zahlen und die Interpretation. Von den 132 Kindern zeigten:

- 35,6 % Eine Störung der visuellen Informationsverarbeitung
- 20,5 % Eine Lern- und Merkfähigkeitsstörung
- 31,8 % Eine Lese- und/oder Rechtschreibstörung
- 11,4 % Eine Rechenstörung
- 22,0 % Eine klinisch relevante Hyperaktivität (davon erhielten 9,1 % Methylphenidat)
- 9,8 % Eine Störung des Sozialverhaltens mit oppositionellem Verhalten
- 9,3 % Eine Hochbegabung

Die Autoren sind der Meinung, dass dies Begleiterkrankungen seien und verdeutlichen, dass Aufmerksamkeitsstörungen selten isoliert auftreten. Diese Daten kann man auch anders interpretieren. Heubrock und Petermann sprechen in ihrem Buch: Aufmerksamkeitsdiagnostik (2001) von einer primären und sekundären Aufmerksamkeitsstörung. Bei der primären Aufmerksamkeitsstörung, zeigt das Kind häufig in mehreren Bereichen Defizite. Bei der sekundären Aufmerksamkeitsstörung haben wir eine Primärerkrankung, die die Aufmerksamkeit beeinflussen kann. Das bedeutet, dass bei einer primären Aufmerksamkeitsstörung die auffälligen Aufmerksamkeitskomponenten trainiert werden und sich somit die s.g. „Begleiterkrankungen" reduzieren. Bei einer sekundären Aufmerksamkeitsstörung werden die Primärerkrankungen therapiert und dadurch verbessert sich die Aufmerksamkeit wie z. B.:

- Verbesserung der visuellen Informationsverarbeitung
- Verbesserung der Lern- und Merkfähigkeit
- Verbesserung der Lese- und/oder Rechtschreibleistungen
- Verbesserung der Rechenleistungen
- Verbesserung des Sozialverhaltens
- Bei Hochbegabung mehr kognitiver Input oder ein Schulwechsel

Weder diese Studie noch die drei anderen Studien im Prä-Posttest-Design, die einen Langzeiteffekt messen sollten, werden als sachgerecht randomisiert und doppelverblindet beschrieben. Aufgrund dessen, liegt der Jadad-Score bei -2 Punkte.

**Indikation**

Das Attentioner soll die Aufmerksamkeitssteuerung bei 7–14 Jährigen Kindern verbessern. Die Autoren vertreten die Meinung, dass Aufmerksamkeitsstörungen primär als eine Inhibitionsstörung verstanden werden könnte.

**Ziele**

Primär soll das Attentioner die Verbesserung der selektiven und geteilten Aufmerksamkeit bewirken. Weitere Effekte, die gewünscht sind:

- Steigerung der Selbstregulation
- Aufbau sozial erwünschten Verhaltens
- Alltagstransfer

Beim sozialen Verhalten sollte hinterfragt werden, ob dies von einer primären Aufmerksamkeitsstörung kommt oder die Aufmerksamkeit nicht gehalten wird, aufgrund von dissozialem Verhalten. Dann wäre ein geeignetes Trainingsprogramm zur Verbesserung von sozialen Kompetenzen die Indikation der ersten Wahl.

**Aufbau**
Das Training soll als Gruppentraining mit vier gleichaltrigen Kindern durchgeführt werden. Je zwei Kinder bilden ein Team pro Sitzung, so soll ein positiver Wettbewerb entstehen. Das Attentioner hat 15 Sitzungen, die jeweils 60 min dauern, in denen mehrere Aufgaben als Team gelöst werden müssen. Im Idealfall sollte das Attentioner mit 2 Therapeuten 1–2 Mal pro Woche durchgeführt werden. Die 57 Trainingsaufgaben der 15 Sitzungen weisen einen steigenden Schwierigkeitsgrad auf. Hinzu kommt noch ein R-C-T-System (Response-Cost-Token-System) mit einer Gewinnpunktekarte. Mit diesem System soll:

- Das Sozial- und Arbeitsverhalten in der Gruppe reguliert werden
- Die Motivation zur Mitarbeit gesteigert werden
- Die Bereitschaft, Geheimaufträge (Lösungsversuche für zu Hause) zu lösen, erhöht werden

Ab der fünften Gruppensitzung der Kinder kommt ein Elterntraining von 5 Sitzungen à 100 min hinzu. Das Elterntraining soll einmal pro Woche stattfinden.

Alle Materialien sind auf einer DVD und können entweder ausgedruckt und/oder mit dem Beamer an die Wand projiziert werden.

Für alle o.g. Trainingsprogramme befinden sich sämtliche Grundlagen, Vorbereitungen, Anweisungen und Kopiervorlagen im Manual. Neben dem Manual müssen Arbeitsmaterialien für einen überschaubaren finanziellen Aufwand bis zu ca. 50 € pro Programm gekauft werden.

# Was Sie aus diesem *essential* mitnehmen können

- Grundlagen zum Thema Aufmerksamkeit
- Hypothetisch-deduktives Clinical Reasoning für Kinder und Jugendliche mit Störungen der Aufmerksamkeit
- Interventionsmöglichkeiten für Kinder- und Jugendliche mit Störungen der Aufmerksamkeit

# Formular 1: Adaptierter COPM-Bogen für die Fachbereiche Pädiatrie, Kinder- und Jugendpsychiatrie

_____      ____/____/_____
Patient                                                 Geburtsdatum

_____   ____/____/_____      ____/____/_____
Versicherungsnummer             Rezeptdatum                   Anamnesedatum

## Narratives Interview:

_____

_____

_____

_____

_____

_____

_____

_____

_____

_____

_____

_____

_____

_____

_____

_____

_____

_____

_____

_____

_____

## Selbstversorgung:

1. Eigene körperliche Versorgung (z. B. Anziehen, Waschen, Hygiene, Essen)

Wie
wichtig?

☐

☐

☐

2. Motorik, Wahrnehmung, Konzentration (z. B. Grob- und Feinmotorik)

☐

☐

☐

3. Reglung persönlicher Angelegenheiten (z. B. Pünktlichkeit, Schulweg)

☐

☐

☐

## Produktivität:

4. Leistungsstand (z. B. Noten, Fächer)

5. Haushaltsführung (z. B. Aufräumen, Ordnung)

6. Spiel / Schule (z. B. Spielen, Hausaufgaben)

## Freizeit:

7. Ruhige Erholung (z. B. Hobbys, Basteln, Lesen)

_____     ☐

_____     ☐

_____     ☐

8. Aktive Freizeit (z. B. Sport, Ausflüge, Reisen)

_____     ☐

_____     ☐

_____     ☐

9. Soziales Leben (z. B. Verhalten zu andern Kindern / Erwachsenen)

_____     ☐

_____     ☐

_____     ☐

## Sonstiges:

_____     ☐

_____     ☐

_____     ☐

## Ziele in der Therapie:

|  | Perf. | Zufr. | Perf. | Zufr. | DiffP. | DiffZ. | B. |
|---|---|---|---|---|---|---|---|
| 1. _____ | ☐ | ☐ | ☐ | ☐ | ☐ | ☐ | ☐ |
| 2. _____ | ☐ | ☐ | ☐ | ☐ | ☐ | ☐ | ☐ |
| 3. _____ | ☐ | ☐ | ☐ | ☐ | ☐ | ☐ | ☐ |
| 4. _____ | ☐ | ☐ | ☐ | ☐ | ☐ | ☐ | ☐ |
| 5.. _____ | ☐ | ☐ | ☐ | ☐ | ☐ | ☐ | ☐ |
| Durchschnitt | ☐ | ☐ | ☐ | ☐ | ☐ | ☐ |  |
| Datum: |  |  |  |  |  |  |  |

## Bewertungsskala:

| Wichtigkeit | Wie wichtig ist Ihnen die Tätigkeit wieder zu können? | 1 = unwichtig | 10 = sehr wichtig |
|---|---|---|---|
| Performanz | Wie gut können Sie diese Tätigkeit im Moment ausführen? | 1 = nicht gut | 10 = sehr gut |
| Zufriedenheit | Wie zufrieden sind Sie mit der Ausführung dieser Tätigkeit? | 1 = nicht zufrieden | 10 = sehr zufrieden |

# Formular 2: Fragebogen Aufmerksamkeit, Überaktivität und Impulsivität

Liebe Eltern, Erzieher, Lehrer, Pädagogen, bitte helfen Sie uns bei der differenzierten Diagnostik. Auf der ersten Seite steht Ihnen Platz zur Verfügung, um Ihre freien Beobachtungen über das Verhalten und die Probleme des o.g. Kindes niederzuschreiben.

Auf der zweiten Seite finden Sie einen Symptomauszug aus dem Multiaxialen Klassifikationsschema ICD-10 (Internationale Klassifikation von Diagnosen 10. Revision). Bitte machen Sie Ihr Kreuz an den jeweiligen Buchstaben des auffälligen Verhaltens. Hier können Sie nur mit einem Kreuz (ja zeigt dieses Verhalten) oder mit keinem Kreuz (nein zeigt dieses Verhalten nicht) antworten.

© Der/die Herausgeber bzw. der/die Autor(en), exklusiv lizenziert durch
Springer Fachmedien Wiesbaden GmbH, ein Teil von Springer Nature 2020
A. Leschnik, *Aufmerksamkeit*, essentials,
https://doi.org/10.1007/978-3-658-32165-9

**Freie Beobachtungen**

_____

_____

_____

_____

_____

_____

_____

_____

_____

_____

_____

## Multiaxiale Klassifikationsschema nach ICD-10

**G1. Unaufmerksamkeit.**

1. Unaufmerksam gegenüber Details oder Sorgfaltsfehler.
2. Aufmerksamkeit kann bei Aufgaben oder bei Spielen häufig nicht aufrecht-erhalten werden.
3. Hören scheinbar nicht, was ihnen gesagt wird.

4. Können oft Erklärungen nicht folgen.
5. Können häufig Aufgaben und Aktivitäten nicht organisieren.
6. Vermeiden ungeliebte Arbeiten.
7. Verlieren häufig Gegenstände.
8. Werden häufig von externen Reizen abgelenkt.
9. Sind im Verlauf alltäglicher Verrichtungen oft vergesslich.

**G2. Überaktivität.**

10. Herumfuchteln mit Händen und Füßen.
11. Platz im Klassenraum verlassen.
12. In unpassenden Situationen herumlaufen oder extensiv klettern.
13. Beim Spielen unnötig laut sein.
14. Trotz sozialer Einflussnahme ein anhaltendes Muster extensiver motorischer Unruhe an den Tag legen.

**G3. Impulsivität.**

15. Häufig mit der Antwort herausplatzen.
16. Nicht warten können, bis sie an der Reihe sind.
17. Andere häufig unterbrechen und stören.
18. Reden häufig exzessiv.

Dieser Bogen wurde ausgefüllt von:

O Mutter
O Vater
O Erzieher
O Lehrer
O Pädagoge
O Sonstige:_____

Bitte geben Sie Ihren Namen und Ihre Telefonnummer an, zwecks Rückfragen von meiner Seite und zum Optimieren der Zielsetzung des o. g. Kindes.

Name:_____Tel._____

Für Rückfragen von Ihrer Seite stehe ich Ihnen gerne persönlich zur Verfügung.

# Literatur

American Psychiatric Association (2018). Diagnostisches und Statistisches Manual Psychischer Störungen DSM-5. Göttingen: Hogrefe.

AWMF (2018). S3 Leitlinie ADHS. https://www.awmf.org/uploads/tx_szleitlinien/028-045k_S3_ADHS_2018-06.pdf. Zugegriffen: 31.08.2020.

Babtiste, S., Carswell, A., Law, M., McColl, M.A., Polatajko, H., Pollock, N. (2020). COPM Canadian Occupational Performance Measure. Idstein: Schulz Kirchner.

Badura, B., Siegrist, J. (2020). Evaluation im Gesundheitswesen. München: Juventa.

Beanamy, B.C. (1996). Developing Critical Reasoning Skills: Strategies for the Occupational Therapists. San Antonio: Therapy Skill Builders.

Beauchamp, T.L., Childress, J.F. (2012). Principles of Biomedical Ethics. London: Offord.

Benesch, M., Raab-Steiner, E. (2012). Der Fragebogen. Wien: Facultas.

Berdelmann, K., Dinkelaker, J., Reh, S. (2015). Aufmerksamkeit. Heidelberg: Springer.

Bickenbach, J., Cieza, A., Rauch, A., Stucki, G. (2012). Die ICF Core Sets: Manual für die klinische Anwendung. Göttingen: Huber.

Bierbaumer, N., Schmidt, R.F. (2003). Biologische Psychologie. Heidelberg: Springer.

Bucher, P.O., Rentsch, H.P. (2006). ICF in der Rehabilitation. Idstein: Schulz Kirchner.

Büttner, G., Schmidt-Atzert, L. (2004). Diagnostik von Konzentration und Aufmerksamkeit. Göttingen: Hogrefe.

Deutsch, G., Springer, S.P. (1989). Links- Rechts- Gehirn. Heidelberg: Spektrum.

DIMDI (2010). Basiswissen Kodieren. https://www.dimdi.de/static/.downloads/deutsch/basiswissen-kodieren-2010.pdf. Zugegriffen: 31.08.2020

Döpfner, M., Dorten, A.G. (2017). Diagnostik-System für psychische Störungen nach ICD-10 und DSM-5 für Kinder und Jugendliche (DISYPS-III). Göttingen: Hogrefe.

Döpfner, M., Fröhlich, J., Schürmann, S. (2019). Therapieprogramm für Kinder mit hyperkinetischem und oppotionellem Problemverhalten THOP. Hemsbach: Beltz Verlag.

Döpfner, M., Lehmkuhl, G., Schürmann, S. (2017). Wackelpeter und Trotzkopf. Hemsbach: Beltz Verlag.

Esser, E., Hill, P.B., Schnell, R. (2013). Methoden der empirischen Sozialforschung. München: Oldenbourg.

Esser, G., Petermann, F. (2010). Entwicklungsdiagnostik. Göttingen: Hogrefe.

Esser, G., Wynschkorn, A., Ballaschk, K. (2008). Basisdiagnostik umschriebener Entwicklungsstörungen im Grundschulalter (BUEGA). Göttingen: Hogrefe.

Ettrich, K.U. (2000). Entwicklungsdiagnostik im Vorschulalter: Grundlagen- Verfahren- Neuentwicklungen- Screenings. Göttingen: Hogrefe.

Ettrich, Ch. (2004). Konzentrationstrainings-Programm für Kinder. I: Vorschulalter. Göttingen: Vandenhoeck & Ruprecht.

Ettrich, Ch. (2004). Konzentrationstrainings-Programm für Kinder. II: 1. und 2. Schulklasse. Göttingen: Vandenhoeck & Ruprecht.

Ettrich, Ch. (2004). Konzentrationstrainings-Programm für Kinder. III: 3. und 4. Schulklasse. Göttingen: Vandenhoeck & Ruprecht.

Ettrich, Ch. (2007). Konzentrationstrainings-Programm für Kinder. I: Arbeitsheft für das Vorschulalter. Göttingen: Vandenhoeck & Ruprecht.

Ettrich, Ch. (2007). Konzentrationstrainings-Programm für Kinder. II: Arbeitsheft für die 1. und 2. Klasse. Göttingen: Vandenhoeck & Ruprecht.

Ettrich, Ch. (2007). Konzentrationstrainings-Programm für Kinder. III: Arbeitsheft für die 3. und 4. Klasse Göttingen: Vandenhoeck & Ruprecht.

Feiler, M. (2019). Professionelle und klinisches Reasoning in der Ergotherapie. Stuttgart: Thieme.

Franke, A. (2008). Modelle von Gesundheit und Krankheit. München: Huber.

Frotscher, M., Kahle, W. (2018). Taschenatlas Anatomie Band 3: Nervensystem und Sinnesorgane. Stuttgart: Thieme.

Fuiko, R. (2003). Entwicklungspsychologische Beurteilung von Kleinkindern. Wien: Dissertation.

George, S. (2012). Praxishandbuch COPM. Idstein: Schulz- Kirchner.

Greenhalgh, T. (2016). Einführung in die Evidence-based Medicine. Göttingen: Huber.

Handgraf, M., Klemme, B., Nauerth, A. (1996). Entwicklung eines Prüfinstruments zum „ClinicalReasoning" in der Physiotherapie. Göttingen: Hogrefe.

Hedenigg, S., Henze, G. (2013). Ethik im Gesundheitssystem. Stuttgart: Kohlhammer.

Herpertz, S. (2001). Impulsivität und Persönlichkeit. Stuttgart: Kohlhammer.

Heubrock, D., Petermann, F. (2001). Aufmerksamkeitsdiagnostik. Göttingen: Hogrefe.

Heubrock, D., Petermann, F. (2000). Lehrbuch der Klinischen Psychologie. Göttingen: Hogrefe.

Heubrock, D., Petermann, F. (2001). Aufmerksamkeitsdiagnostik. Göttingen: Hogrefe.

Higgs, J, Jones, M.A. (2008). Clinical Reasoning in the Helth Professions. Oxford: Butterworth Heinemann.

Hollenweger, J., Kraus de Carmargo, O. (2013). ICF-CY: Internationale Klassifikation der Funktionsfähigkeit, Behinderung und Gesundheit bei Kindern und Jugendlichen. Göttingen: Huber.

Jackson, C. (1999). Testen und getestet werden. Göttingen: Huber.

Jacobs, C., Petermann, F. (2013). Training für Kinder mit Aufmerksamkeitsstörungen. Das neuropsychologische Gruppenprogramm ATTENTIONER. Göttingen: Hogrefe.

Jansen, F., Streit, U. (1992). Eltern als Therapeuten. Heidelberg: Springer.

Jessell, T.M., Kandel, E.R., Schwartz, J.H. (2012). Neurowissenschaften. Berlin: Spektrum.

Kallus, K.W. (2010). Erstellen von Fragebogen. Wien: Falcultas.

Klemme, B., Siegmann, S. (2014). Clinical Reasoning. Leibzig: Thieme.

Klemperer, D. (2020). Sozialmedizin – Public Health. Bern: Huber.
Krowatschek, D., Albrecht, S., Krowatschek, G. (2018). Marburger Konzentrationstraining (MKT) für Kindergarten, Vorschule und Eingangsstufe. Dortmund: Borgmann.
Krowatschek, D., Krowatschek, G., Reid, C. (2019). Marburger Konzentrationstraining (MKT) für Schulkinder. Dortmund: Borgmann.
Krowatschek, D., Krowatschek, G., Wingert, G. (2016). Marburger Konzentrationstraining (MKT-J) für Jugendliche. Dortmund: Borgmann.
Krummenacher, J., Müller, H.J., Schuber, T. (2015). Aufmerksamkeit und Handlungssteuerung. Heidelberg: Springer
Lauth, G.W., Schlottke, P.F. (2019). Training mit aufmerksamkeitsgestörten Kindern. Hemsbach:Beltz.
Leistner, H.H. (2019). Kommunikation im Gesundheitswesen. Berlin: Springer.
Lienert, G., Raatz, U. (1998). Testaufbau und Testanalyse. Weinheim: Beltz.
Mangold, S. (2013). Evidenzbasiertes Arbeiten in der Physio- und Ergotherapie. Berlin: Springer.
Margraf-Stikrud, J. (2003). Entwicklungsdiagnostik. Bern: Huber.
Masing, W. (1999). Handbuch Qualitätsmanagement. München: Hanser.
Meichenbaum, D. (2012). Intervention bei Stress: Anwendung und Wirkung des Stressimpfungstrainings. Göttingen: Hogrefe.
Meyer, A.H. (2004). Kodieren mit der ICF: Klassifizieren oder Abklassifizieren. Heidelberg: Winter.
Netter, F.H. (1987). Nervensystem I und II. Stuttgart: Thieme.
Neumann, O., Sanders, A.F. (1998). Enzyklopädie der Psychologie. Aufmerksamkeit. Hogrefe: Göttingen.
Neurologen im Netz (2020). https://www.neurologen-und-psychiater-im-netz.org/kinder-jugend-    psychiatrie/erkrankungen/aufmerksamkeitsdefizit-hyperaktivitaets-stoerung-adhs/ursachen/. Zugegriffen 31.08.2020.
Paulig, M., Prosiegel, M. (2002). Klinische Hirnanatomie. München: Pflaum.
Petermann, F. (1998). Methodische Grundlagen der Entwicklungspsychologie. Weinheim: Psychologie Union.
Petermann, F., Rudinger, G. (2002). Quantitative und qualitative Methoden in der Entwicklung Psychologie. Weinheim: Psychologie Union.
Petermann, F., Macha, T. (2005). Psychologische Tests für Kinderärzte. Göttingen: Hogrefe.
Petermann, F., Macha, T. (2008). Entwicklungsdiagnostik. Göttingen: Hogrefe.
Poustka, F., Remschmidt, H., Schmidt, M. (2017). Multiaxiales Klassifikationsschema für psychische Störungen des Kindes- und Jugendalters nach ICD-10. Göttingen: Hogrefe.
Przyborski, A., Wohlrab-Sahr, M. (2014). Qualitative Sozialforschung. München: Oldenbourg.
Pschyrembel, W. (2017). Klinisches Wörterbuch. Berlin: de Gruyter.
Psytest (2005). Testbatterie zur Aufmerksamkeitsprüfung für Kinder (KITAP). Herzogenrah: Psytest.
Rapp, D. (1998). Ist das ihr Kind? Hamburg: Promedico.
Robert Koch Institut (2006). Studie von Gesundheit von Kindern und Jugendlichen in Deutschland (Kiggs Basiserhebung 2003–2006). https://www.kiggs-studie.de/deutsch/studie/kiggs-im-ueberblick.html. Zugegriffen: 31.08.2020

Robert Koch Institut (2012). Studie von Gesundheit von Kindern und Jugendlichen in Deutschland (Kiggs Welle 1, 2009–2012). https://www.kiggs-studie.de/deutsch/studie/kiggs-im-ueberblick.html. Zugegriffen: 31.08.2020

Robert Koch Institut (2017). Studie von Gesundheit von Kindern und Jugendlichen in Deutschland (Kiggs Welle 2, 2014–2017). https://www.kiggs-studie.de/deutsch/studie/kiggs-im-ueberblick.html. Zugegriffen: 31.08.2020

Rogge, J.U. (2008). Kinder brauchen Grenzen. Augsburg: Weltbild.

Schaefgen, R. (1999). Aufmerksamkeit- Defizit- Syndrom. Bergen: Pro Praxis.

Shellenberger, S., Williams, M.S. (2009). Wie läuft eigentlich dein Motor? Das Alert Programm. Dortmund: Modernes Lernen.

Schuntermann, M.F. (2018). Einführung in die ICF. Landsberg: Ecomed.

Sturm, W. (2005). Aufmerksamkeitsstörungen. Göttingen: Hogrefe.

Thierstein, C. (1999). Unruhige, unkonzentrierte und auffällige Kinder im Alltag POS, ADS und HKS. Stuttgart: Haupt.

Wunsch, A. (2003). Abschied von der Spaßpädagogik. München: Kösel.

Wunsch, A. (2013). Die Verwöhnungsfalle. München: Kösel.

Vester, F. (1998). Denken, Lernen, Vergessen. München: dtv.

Von Gontard, A. (2019). DC:0–5: Diagnostische Klassifikation seelischer Gesundheit und Entwicklungsstörungen der frühen Kindheit. Stuttgart: Kohlhammer.

Weinberger, S. (2013). Klientenzentrierte Gesprächsführung. München: Beltz-Juventa.

}essentials{

Andreas Leschnik

# Therapeutische Diagnosen in Pädiatrie, Kinder- und Jugendpsychiatrie

Grundlagen und Modelle

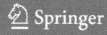

Printed in the United States
By Bookmasters